*L*a dieta de moda en la que se debe pasar hambre para adelgazar viene de Hollywood y es tan antigua como el cine: 100 años. La cámara añadía algunos kilitos a las formas agradables de los divos. Se veían más gordos en el celuloide. Hoy en día es parecido. En Hollywood, no se habla más que de dietas. El tema no se acaba nunca porque la mayoría de los regímenes primero acostumbran a engordar. Ahora, sólo hay una dieta que ayude verdaderamente. Debe comer para adelgazar: Fatburner. Comestibles que le hacen adelgazar mientras come en exceso. Pruébelo. Con nuestro programa de dos semanas perderá cada día un kilo. ¡Que aproveche!

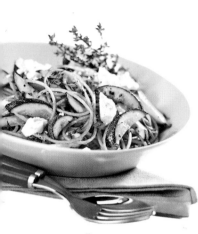

Contenido

Déle marcha a sus células grasas

1.ª Semana:
Fatburner sencillamente exquisito

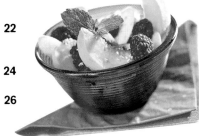

2.ª Semana:
Con diversión incluso

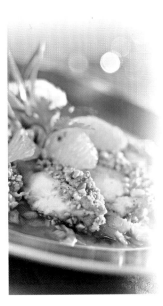

Dele marcha a sus
células
grasas

Coma en exceso adelgazando con Fatburner

Se admite que Fatburner es una palabra inglesa de moda. Pero suena mejor que quemador de grasa. Y eso pasa exactamente: los comestibles correctos combinados con inteligencia calientan la quema de grasa. Las moléculas de grasa no deseadas desaparecen de las caderas y el trasero y arden en las pequeñas centrales eléctricas de las células musculares. Y rebosan de energía vital.

La materia de que se componen los kilos

Cuatro mil millones de ventas al año factura la "industria de la dieta", y Alemania engorda.

¿Por qué hoy en día hay un gordo de cada dos personas?

Cada diez años, el número de gente con sobrepeso se dobla, por la sencilla razón de que vivimos en contra de nuestro cuerpo y nuestros genes.

Nos oxidamos

Cuando el hombre abandonó el árbol hace cuatro millones de años, sólo podía sobrevivir porque sus genes le dictaban: anda. Camina para tu vida, camina para tu comida. Nuestros antepasados recorrían cuarenta kilómetros diarios para conseguir alimentar a su familia. Hoy, caminamos de promedio un kilómetro diario. Y todas las calorías que por tanto no quemamos, las acumulamos en nuestro cuerpo.

Cadena de montaje en vez de mata de verduras

La naturaleza no es la que nos nutre en un 75 por 100, sino que es la industria, con productos que nuestro metabolismo no conoce. El motor de la vida transforma sustancias alimenticias y sustancias vitales del pan nuestro de cada día en sustancias corporales, en músculos y hormonas, en fuerza, de juventud y de defensa, pero también en pensamientos y sentimientos. Pero el metabolismo tiene millones de años. Las sopas de sobre con números E no hace ni cien años que existen.

Hemos aprendido a cocinar. En vez de servirnos algo fresco del jardín lo hacemos de la cadena de montaje. No comemos comestibles, sino alimentos. ¿La diferencia? Unos nos procuran con sustancias vitales y energía. Los otros con química y calorías: sopas instantáneas, chocolatinas, menús preparados...

Todo es imitación

Para producir siempre más y más barato la industria se sirve de la técnica genética y de la química. Las sustancias crudas naturales –patatas, cereales, pescado– se trincharan en partes muy pequeñas y se sintetizarán en nuevos productos. 7.000 sustancias aromáticas imitan el sabor, cientos de aditivos mantienen la totalidad de alguna forma.

El cuerpo no se deja tomar el pelo

Si no consigue su combustible –lo que conoce y necesita, lo que la naturaleza ya le tiene preparado: sustancias nutrientes y sustancias vitales, proteínas, hidratos de carbono, ácidos grasos vitales, vitaminas y minerales–, entonces tortura con el hambre para conseguir más. Reacciona con sobrepeso, diabetes, gota y enfermedades coronarias.

La materia de que se componen las dietas

Aprender de los errores

Los alimentos muertos y los músculos vagos llevan al sobrepeso, y las dietas aumentan las libras. Una pequeña mirada atrás sobre las dietas de los últimos cuarenta años, pues se puede aprender de la experiencia:

El enemigo de los 60: las calorías. Nadie se atrevía a ir de compras sin una tabla de calorías. Las libras se eliminaban en dietas de impacto de 1.000 calorías, pero los michelines volvían a presentarse como un relámpago.

Los enemigos de los 70: calorías e hidratos de carbono. DlM Devora la mitad, decía el lema. Y el doctor Atkins llamó a la revolución de la dieta: ni pan, ni pasta, y apenas verdura. Para ello hartarse de grasa en forma de carne, crema y embutidos. Es cierto que desaparecían los kilos, pero se estaba hasta las narices de la grasa. Volvían los kilos.

El enemigo de los 80: la grasa. El ecologismo juró por una cura de semillas, el Yuppie recurrió a los productos "light". Quien estuviese harto de las dietas, cogía polvos de adelgazar de la farmacia o recurría a supuestas píldoras maravillosas.

El enemigo de los 90: primero la grasa... Las palabras "bajo en grasa" y "light" estaban en boca de todos.

..., entonces lo dulce fue cabeza de turco definitiva: Al final de los años 90 los investigadores informaban: la grasa no engorda, sino el azúcar y harina blanca. "Sugar Buster" conquistó Hollywood.

Aprender de los errores

¿Qué es lo que adelgaza? ¿Dietas de impacto, contar calorías, evitar grasa o hidratos de carbono?

La única dieta que funciona: comer sano y a gusto. ¡Porque renunciar con pena engorda!

Dieta de impacto

Las dietas relámpago vacían los tanques de sustancias vitales. Y sin ellas no puede haber quema de grasa. El cuerpo consume su musculatura, el metabolismo reacciona a su programa de necesidad y sencillamente quema menos calorías, también después de la dieta. Rápidamente funciona sólo el volver a engordarse.

Ahorrar calorías

Los estudios muestran: quien cuente calorías, engordará. La disciplina estropea las ganas de vivir. Quien ahorra calorías coge menos sustancias vitales. Pero las vitaminas y los minerales son las trabajadoras en el metabolismo energético; si faltan, la grasa permanece en las caderas.

Evitar la grasa

Los estudios muestran: los culturistas, que evitaban la grasa, engordaron de repente con michelines y los músculos disminuyeron. Sin los valiosos ácidos grasos de los aceites vegetales no se pueden formar hormonas de delgadez. Quien ahorra grasa evita también automáticamente proteínas, la más importante sustancia constructora y reparadora del cuerpo. Diariamente se consumen de 50 a 100 gramos de proteínas. Esto debe ser abastecido. Quien mantiene una dieta constante debilita el sistema inmunológico, la concentración disminuye, el humor se hunde. Y ¡el cuerpo roe sus músculos y reduce con ello sus quemadores de grasa más importantes!

Evitar hidratos de carbono

Los hidratos de carbono terminan en el cerebro –no se nutre de nada más–, el cuerpo transforma valiosas proteínas en azúcar. Los músculos disminuyen –el camino más rápido al sobrepeso–. Así ya sabe lo que no ayuda: estrechez de miras y carencia. Los siguientes cinco consejos hacen disminuir los kilos, mientras come con gozo.

5 consejos
para no engordar

1. Consejo GLYX

Su cerebro es un verdadero pico dulce –vive sólo de azúcar (glucosa)–. Los músculos también se queman si se fatiga: glucosa; más exactamente: las pequeñas piezas de los hidratos de carbono. Así que las necesita –en forma de fruta, verduras, valiosos productos de cereales–. Sólo los "nuevos" hidratos de carbono, que no son producidos por la natura-

leza, sino por la industria, no conocen sus genes: el azúcar y harina blanca. Engordan.

Lo dulce engorda

¿Qué ocurre? Si come productos dulces o de harina blanca, su páncreas se asusta sobre la inundación de moléculas de glucosa. Derrama una cantidad de insulina. La hormona recoge de nuevo el azúcar muy rápidamente de la sangre. La parte mayor aterriza en forma de grasa en las caderas. Y el azúcar acaba en el cerebro. Esto provoca cansancio, desconcentración y ganas de comer dulce. Y entonces es lo que también comerá, pues el azúcar y el baile de hormonas son más fuertes que su voluntad. Ahora una limonada, después una chocolatina; primero un panecillo de embutido, después una galleta; así atrae la insulina todo el día. Y en tanto que actúa en la sangre, la grasa permanece en las caderas, pues la hormona de la delgadez Glukagón realiza entonces su trabajo reductor, si no hay insulina en la sangre.

consejo:

GLYX ALTO

No debería consumir estos comestibles tan frecuentemente, y sobre todo no combinar con grasa.

BEBIDAS: cerveza, limonadas, bebidas de cola, zumos de frutas azucarados. **DULCES:** azúcar de uvas, azúcar, galletas, chocolatinas, tortas, chocolate con leche entera, confituras. **PAN:** pan blanco, pan gris, rosquillas. **PATATAS:** chips, patatas asadas, puré, patatas fritas, albóndigas de patata. **FRUTA Y VERDURA:** zanahorias, calabaza, maíz, cerezas, uvas, plátanos, melones. **LO DEMÁS:** arroz blanco, fideos, cereales, palomitas, galletas saladas, muesli azucarado, harina de trigo y la mayoría de productos preparados.

GLYX BAJO

Comestibles con un GLYX bajo −bajo 50− son verdaderos Fatburners (quemadores de grasa).

BEBIDAS: agua mineral, té, zumos de fruta recién exprimidos, zumos de verduras, vino seco. **FRUTA Y VERDURAS:** todo los tipos, hasta los nombrados a la izquierda. **PAN Y CEREALES:** pasta de grano integral, arroz natural, centeno, pan de grano, copos de avena, pan negro de centeno, pan integral de centeno, muesli integral sin azúcar, pan integral o de salvado. **DULCE Y NUECES:** chocolate amargo (más de 60% de chocolate), miel, nueces, mermelada sin azúcar. **LO DEMÁS:** productos lácteos, pescado, aves de corral, carne bien magra.

¿Qué es el GLYX?

Los científicos han probado cuánta insulina atrae un comestible y le han asignado un número: el "índice glykámico". Abreviado: GLYX. Un comestible con un alto GLYX de unos 55 hasta 100 atrae mucha insulina y engorda. Un comestible con GLYX bajo 50 suministra valiosos hidratos de carbono y mantiene delgado. Porque el cuerpo debe aportar energía para su utilización, y la recoge de los depósitos de grasa.

Cuidado: ¡engorde de insulina!

Combinando un comestible con un alto GLYX con grasa, la insulina se encarga de que la grasa se establezca de inmediato en las caderas y también permanezca allí. Por eso las patatas fritas engordan rápidamente, así como el pan blanco con mantequilla, pasta con salsa de crema y albóndigas con grasa asada.

2. Consejo bajo en calorías

Usted necesita la grasa tanto como las vitaminas, sólo que no mucha. A partir de ahora coma de 60 a 70 g en vez de los 140 habituales.

Verdadero Fatburner

Las verduras, olivas, nueces, semillas y el pescado suministran ácidos grasos no saturados que actúan de manera positiva en sus hormonas; también atraen las hormonas de adelgazamiento. Acostumbre a su cuerpo a aceites vegetales prensados en frío, sobre todo aceite de oliva y con pescado de mar (caballa, arenque, salmón). Y minimice grasas animales como la nata, mantequilla, queso, carne y embutido. Escoja sencillamente tipos magros. Evite meter la pata: nata fresca, mayonesa, queso con más de 45 por 100 de grasa, beicon, salami, salchicha, asado de cerdo, patatas fritas, chocolate y tortas.

3. Consejo vitamínico

Las sustancias vitales son verdaderas Fatburners. Sin ellas el metabolismo energético disminuye, la grasa permanece en las caderas. El sobrepeso es una reacción del cuerpo de tener demasiadas "sustancias muertas" y de una falta de sustancias vitales. Si faltan los obreros en el metabolismo energético, la grasa no puede ser reducida. Evite los productos preparados. Mire en la etiqueta y sólo coma si: a) lo entiende todo; b) cree que le sentará bien a su cuerpo. Disfrute cinco veces al día de fruta fresca y verduras, mordisquee semillas y nueces. Preste atención diariamente a los productos integrales y lácteos. Y coma pescado de tres a cinco veces por semana.

Vitamina C: necesita diariamente un gramo para adelgazar. Exprima cuatro limones en agua mineral y coja polvos de ácido ascórbico de la farmacia.

Calcio: los investigadores han constatado que no se puede adelgazar sin calcio. Acójase a productos lácteos magros y tome diariamente un gramo en forma de una pastilla efervescente.

Otros Fatburners: magnesio, yodo (sal de yodo), cromo, vitamina B. Las recetas a partir de la página 12 son ricas en estos ingredientes; pero adicionalmente coja en la farmacia buenos preparados para llenar los tanques vacíos.

4. Consejo proteínico

La proteína es la base del sistema inmunológico, las hormonas de la delgadez, músculos, nervios, órganos y piel sana (página 35). Y la proteína es un Fatburner. No en forma de asados o embutidos grasos. Pero cuando come aves de corral, pescado, legumbres o queso fresco granulado, entonces su cuerpo emite energía para transformar la proteína del alimento en proteína del propio cuerpo. Y esta energía la toma de los depósitos de grasa.

Fuentes sanas: coma pescado y marisco a menudo, aves de corral, legumbres y productos lácteos magros.

Ayudantes ácidos: los ácidos como el vinagre en la ensalada o el limón sobre pechuga de pavo ayudan a su cuerpo a aprovechar mejor la proteína.

5. Consejo de calzado deportivo

La naturaleza le ha equipado con hasta un 45 por 100 de músculos, el lugar donde se quema la grasa pesada. Pero con la pereza la musculatura desaparece, los michelines se almacenan. Con menos musculatura se quemará menos grasa. Por eso: ¡sea activo!

Fatburner óptimo: tipos de deporte de resistencia como esquí de fondo, ir en bicicleta, caminar o hacer jogging, con un pulso de 130. Si entrena cada semana unas 2.000 kcal, hará que su metabolismo inicie la quema de grasa. Caminar o hacer jogging durante media hora hace de 400 a 500 kcal.

La primera semana:
Fat-burner

sencillamente exquisito

Comer en exceso y adelgazar funciona realmente. Y es naturalmente moderno: adelgace con las recetas que aquí le presentamos, que puede llevarse a la oficina.

¿No tiene tiempo? Se cocinan al instante pero no tiene que llamarse Fastfood. Con nuestras recetas almacenará energía, buen humor y se hartará de Fatburner, y perderá cada día medio kilo. Disfrute la siguiente semana: aprenderá lo bien que le hará la "naturaleza pura". ¡Cuán deliciosos saben los Fatburner!

PROVISIONES PARA DOS SEMANAS	
Vinagre de manzana	Curry
Leche (1,5 por 100 de grasa)	Vinagre de j
Pipas de girasol	Caldo de ve
Aceto balsámico	Comino
Mantequilla	Aceite de ol prensado
Pimienta de cayena	Caldo conce verduras. (
Vinagre de vino tinto	Aceite de gi
Huevos	Médula del
	Nuez mosca
	Aceite de ca

Compras
para la
primera semana

➤ Añada todavía a la lista de la compra ingredientes para los aperitivos, ensaladas de Fatburner y bebidas, desayunos y dulces para los niños, a su gusto (página 12); además abundante verdura y fruta para entretener el hambre.

Verdura y fruta
1 aguacate tamaño medio
4 alcachofas pequeñas
100 g brécol
1 pequeña lechuga iceberg
1 ramo de hinojo mediano
1 tomate de ensalada
1 cebolla de primavera
1 patata harinosa hervida
200 g de patatas
1 pequeño colinabo
1 zanahoria pequeña

1 vaina amarilla de pimienta
1 vaina de pimienta roja pequeña
120 g de rábano largo
6 rabanitos
1 pepino de ensalada pequeño
6 setas Shiitake frescas
6 chalotes
100 g de espárragos blancos
150 g de espinacas
3 barras de apio
2 tomates
50 g de tomates cherry
1 calabacín pequeño
50 g de vaina de azúcar
1 cebolla pequeña
2 manzanas, 1 lima
3 limones + 4 limones diarios

Hierbas y especias
2 manojos de basilisco
2 vainas rojas de chile pequeñas
5 ramos de eneldo
6 dientes de ajo pequeños
8 ramos de cilantro verde
1 cajita de berros
1 cucharadita de rábano
1/2 cucharadita de semillas de hinojo

2 olivas negras
1 manojo de perejil
20 g de rucola
5 pajas de cebollino
1 rama de tomillo

Productos lácteos
50 g de queso feta (queso de oveja)
130 g de yogur bajo en calorías (1,5 por 100)
100 g de yogur de leche magra (0,3 por 100)
180 g de requesón magro
2 cucharadas de queso parmesano rallado
30 g de pecorino a trozos (queso de oveja)
75 g de preparado de requesón (0,2 por 100)
20 g de roquefort (54 por 100 i.TR.)
1 cucharada de nata ácida
1 cucharada de nata dulce

Carne y pescado
80 g de chuleta de ternera
60 g de filete de vaca
80 g de filete de trucha ahumada
100 g de filete de bacalao
60 g de gambas
50 g de filete de atún (lata)

Pan
1 rebanada de pan crujiente
1 panecillo integral de centeno
1/2 panecillo integral
2 rebanadas de pan integral
2 rebanadas de tostadas integrales (práctico: congelar las tostadas y el pan integral previamente cortado; descongelar por rebanadas)

caparras
olvos de pimienta dulce
ceite de soja
ostaza picante
régano
eite de colza
mbal Oelek
al marina, sal de hierbas
ceite de sésamo
lsa de soja/Piñones

Pimienta negra molida
Chocolate amargo
Polvos proteínicos
Copos de avena integrales
Jerez seco
Arroz natural (cocido a medias)
Vino blanco seco
Mezcla de arroz salvaje largo (cocido a medias)

Agua mineral
Penne integrales
De la farmacia:
Aglutinante vegetal
Lentejas verdes (Le Puy)
Un buen preparado vitamínico
Fructosa (dulcificante, herboristería)
Miel
Harina integral

Fatburner
a la carta

Desayuno

Escoja cómo empezar el día: algo fresco con sabor a fruta, mediterráneo consistente o con muesli crujiente.

Ensalada de fruta y sésamo

Cortar en rebanadas una manzana pequeña y una nectarina o un melocotón. Mezclar en una fuente pequeña con 75 g de frambuesas. Pintar con dos cucharaditas de zumo de limón. Tostar dos cucharaditas de sésamo con una cucharadita de fructosa. Esparcir sobre la ensalada. Adornar con hojitas de menta.

Requesón de papaya y cocos

Cortar la papaya en pequeñas rebanadas y prepararlas en un plato en forma de abanico. Verter dos cucharaditas de zumo de limón por encima. Mezclar 125 g de preparado de requesón (0,2 por cien de grasa) con una cucharadita de fructosa y una cucharada de copos de avena integrales y raspas de coco tostadas. Poner por encima.

Pan de tomate

Untar un pan integral grueso con una cucharadita de vinagre balsámico y untar con una cucharada de queso fresco bajo en calorías (16 por 100 de grasa). Cubrir con tres hojas de basilisco y rebanadas de tomate. Salar ligeramente y echar pimienta, espolvorear con dos cucharaditas de brotes de rabanitos.

Muesli de fresa y almendras

Mezclar dos cucharadas de copos de avena integrales y una cucharada de hojas de almendra tostada en una fuente. Cortar en dados finos dos albaricoques secos, lavar 100 g de fresas y cortarlas en trozos pequeños. Mezclarlo junto bajo el muesli. Verter encima 100 ml de yogur de leche magra (0,3 por 100 de grasa). Adornar con una cucharadita de hojas de almendra tostada.

Ensalada Fatburner

Debe tomarse diariamente antes de la comida: una gran ensaladera. También se puede añadir lo que sobre de haber cocinado. Una propuesta:

Ensalada de frutas con sésamo.

Variación

Tomar 50 g de ensalada de hojas verdes. Cortar en dados pequeños 1 vaina pequeña amarilla de pimiento. Cortar 1 pequeña zanahoria en tiras finas. Partir 4 tomates cherry. Mezclarlo todo con una marinada de tres cucharaditas de vinagre de vino blanco, sal, pimienta negra recién molida, 1 cucharada de aceite de oliva, 1 cucharadita de aceite de girasol. Esparcir por encima 2 cucharaditas de perejil picado.

Bebida Fatburner

Esta bebida debería tomarla diariamente; por ejemplo como un segundo desayuno de Fitness.

Suero de leche de bayas y manzana

Hacer puré con 75 g de frutos del bosque mezclados con dos cucharaditas de zumo de limón, 1 cucharadita de fructo-sa y 6 cucharadas de zumo de manzana natural con una batidora. Añadir 1/8 de litro de suero bebible y 2 cucharadas de polvos proteínicos; volver a mezclarlo todo. Verter en un vaso alto.

Aperitivos

Escoja cada día entre uno de los siguientes aperitivos.

Verdura cruda con dip (mojar)

Cortar media vaina de pimienta amarilla y una barra de apio en tiras. Cortar en hojas una pequeña achicoria. Hacer puré fino con 50 g de tofú y 3 cucharadas de yogur de leche magra (0,3 por cien de grasa), 2 cucharaditas de zumo de limón y una cucharadita de aceite de oliva. Sazonar con sal, pimienta y pimiento dulce. Pelar 1 chalote y 60 g de pepino; cortar en dados finos. Picar 3 ramas de eneldo y removerlo todo bajo el tofú.

Brocheta de tomate y mozzarella

Cortar media de vaina de pimiento amarillo en trozos y meter aleatoriamente en una brocheta de madera 4 tomates cherry pequeños, 4 hojas de basilisco y 4 cubos pequeños de mozzarella (40 g). Remover con 1 cucharadita de vinagre balsámico, sal, pimienta negra y una cucharadita de aceite de oliva, y verterlo por encima.

Mango con cangrejo

Pelar 200 g de mango, cortarlo en rodajas y prepararlo en forma de abanico en un plato. Cortar fina una cebolla de primavera y poner sobre el mango 30 g de carne de cangrejo o gambas. Remover con 2 cucharaditas de zumo de limón, sal y pimienta negra, y verter por encima.

Dulces para los niños

Con esto atraerá por las noches las hormonas de la delgadez:

Yogur de copos

Remover 2 cucharadas de yogur (1,5 por 100 de grasa) con 1 cucharadita de sirope de arce y una cucharada de copos de avena integrales.

Galletas de Corinto

Echar 1 cucharadita de preparado de requesón (0,2 por 100 de grasa) sobre 1 galleta integral y encima 5 pasas de corinto.

truco:

6 COSAS QUE HACER A DIARIO

1. Muévase cada mañana antes del desayuno unos 30 minutos: camine, haga jogging, bicicleta de dentro a fuera de casa.

2. Beba 3 litros de agua mineral. Exprima en cada vaso medio limón. También está permitido: té o café (sin azúcar), zumos de verduras naturales, tés de hierbas o frutas. Y cuando quiera: un vaso de vino seco.

3. Coma al mediodía y al anochecer antes del plato principal una ensalada Fatburner.

4. Mordisquee verdura siempre que le venga el hambre.

5. Coma diariamente al menos dos piezas de fruta. Un trozo o una mano llena –con GLYX bajo (página 8).

6. Póngase sobre la báscula antes de comenzar. Mejor sobre una báscula de grasa del cuerpo. Entonces no se pese durante la primera semana. Siéntase bien con su cuerpo más que no hacer depender su humor de un aparato.

Primer
día

Mediodía: Panecillo con verdura cruda

Ingredientes

1 zanahoria pequeña
1/2 manzana agria pequeña
1 cucharadita de zumo de limón
75 g de preparado de requesón
   (0,2 por 100 de grasa)
1 cucharadita de aceite de oliva
Sal
Pimienta negra recién molida
1 chalote
3 ramas de perejil
1 panecillo integral de centeno
1 cucharadita de mantequilla
1/2 cucharadita de mostaza
   picante
1 lechuga mediana

1. Limpiar la zanahoria, pelarla y rasparla. Pelar la manzana, quitarle el corazón y rasparla igualmente. Mezclar inmediatamente las raspas de las verduras y de la manzana con el zumo de limón.

2. Mezclar el requesón con el aceite de oliva. Sazonar con sal y pimienta.

3. Pelar el chalote y picar fino. Lavar el perejil, escurrirlo hasta secarlo, tirar las hojas y picarlo fino. Mezclar con el requesón y la verdura cruda.

4. Partir el panecillo en diagonal. Untar ambas mitades finamente con mantequilla y mostaza. Lavar la lechuga,

Panecillo con verdura cruda.

limpiar y deshojar la boca. Repartir la mezcla de verdura cruda por encima.

Sencillamente, para llevar
Empaquetar la verdura cruda y la ensalada por separado. Comprar el panecillo del día y prepararlo en el lugar de trabajo.

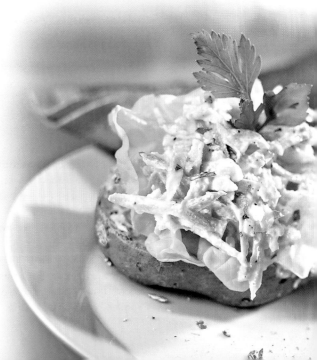

Tarde: Patatas cocidas con monda y requesón de pesto

Ingredientes

200 g de patatas pequeñas hervidas
Sal
1 ramo de basilisco (unos 10 g de hojas de basilisco)
1 diente de ajo pequeño
1 cucharadita de vinagre balsámico
2 cucharaditas de piñones
1 cucharada de queso parmesano rallado
2 cucharadas de caldo concentrado de verduras (cristal) o caldo concentrado fuerte de verduras
2 cucharaditas de aceite de oliva
100 g de requesón magro
Pimienta negra recién molida

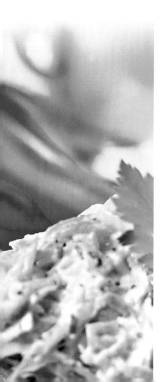

1. Lavar las patatas y cocerlas en agua con sal unos 20-25 minutos.
2. Frotar las hojas de basilisco para el pesto y picarlas grandes. Pelar el diente de ajo y picarlo. Mezclar el basilisco y el ajo con el vinagre, los piñones y el parmesano. Poner el caldo concentrado de verduras o el caldo de verduras y hacer con ello puré fino. Mezclar por debajo el aceite de oliva.
3. Remover profundamente el requesón con el pesto. Salpimentar poco.
4. Colar las patatas, dejarlas rehogar poco y pelarlas. Servir el requesón de pesto en ello.

Segundo
día

Mediodía: fuente fría de pepinos y rabanitos

Ingredientes

2 cucharaditas de pipas de girasol
1/2 pepino pequeño (200 g)
6 rabanitos (100 g)
100 g de yogur (1,5 por 100 de grasa)
Sal de hierbas, pimienta negra recién molida
Polvos de pimiento dulce
5 ramas de eneldo
1 rebanada de pan integral

1. Tostar las pipas de girasol en una sartén sin grasa y dejarlas enfriar.

2. Pelar los pepinos y cortarlos en dados. Limpiar los rabanitos y lavarlos. Cortar un rabanito en rodajas finas y apartarlas para la posterior decoración. Picar los rabanitos sobrantes en grandes trozos y hacer puré fino con los dados de los pepinos y el yogur. Salpimentar con sal de hierbas, pimienta y pimiento.

3. Mojar el eneldo y escurrir hasta secar. Apartar para la decoración algunas puntas de eneldo, picar las restantes y removerlo bajo el puré. Tapar y poner en la nevera.

4. Antes de servir repartir las rodajas apartadas de los rabanitos y las pipas de girasol sobre la fuente fría. Adornar con las puntas de eneldo sobrantes. Comer el pan con todo ello.

Sencillamente, para llevar: preparar la fuente fría ya antes de la noche. Sólo adornar en el lugar de trabajo (punto 4).

Tarde: Risotto de hierbas con gambas

Ingredientes

1 chalote
1 diente de ajo pequeño
2 cucharaditas de aceite de colza
60 g de arroz natural (cocido a medias)
175 ml de caldo de verduras
60 g de gambas peladas y hervidas (Shrimps)

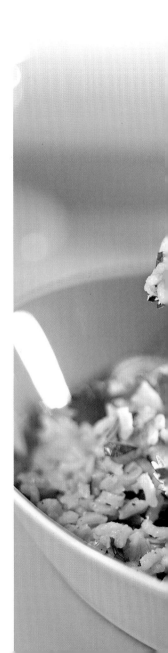

Risotto de hierbas con gambas

5 ramas de cilantro verde
5 ramas de perejil
6 hojas de basilisco
Sal, pimienta negra recién
    molida
1/2 lima

1. Pelar el tomate y el diente de ajo, cortar en dados finos.

2. Calentar el aceite en una olla. Rehogar y sofreír dentro el chalote y el ajo transparente. Añadir el arroz y tostar poco tiempo. Verter un poco de caldo de verduras y dejarlo cocer poco tiempo. Rellenar con el caldo sobrante y dejar remojar a fuego medio unos 20 minutos.

3. Entre tanto mojar las gambas en un colador y dejar escurrir bien. Mojar el cilantro y el perejil, tirar las hojas de los palos y picar en grande hasta un par de hojas para adornar. Frotar las hojas de basilisco y cortarlas finamente en tiras.

4. Sazonar el risotto con poca sal, pimienta, zumo de lima y cáscaras de lima ralladas. Mezclar las gambas y las hierbas bajo el arroz y dejar reposar unos 2-3 minutos. Adornar con las hierbas sobrantes.

consejo:

COMBINADO EN FORMA

Combine también a partir de ahora proteínas (productos lácteos, carne, pescado) siempre con hidratos de carbono (arroz natural, productos integrales, verduras, ensaladas, frutas). Entonces alimente en el metabolismo proteínico suficientes vitaminas y tenga suficiente azúcar para el cerebro. Además, en el cerebro se formarán estimulantes (dopamina, noradrenalina) que animan, activan el espíritu y agilizan el cuerpo. Y la combinación obliga al cuerpo a servirse de los michelines de grasa para invertir la proteína de la nutrición en juventud, músculos y alegría.

Tercer
día

Mediodía: Ensalada de espárragos con pecorino

Ingredientes

100 g de espárragos
50 g de vainas de azúcar
1 pequeño colinabo
1 cebolla de primavera
Sal
2 cucharadas de zumo de limón
Pimienta negra recién molida
1 cucharada de aceite de oliva
1 cucharada de nata dulce
20 g de rucola
30 g de pecorino
1 rebanada de tostada integral

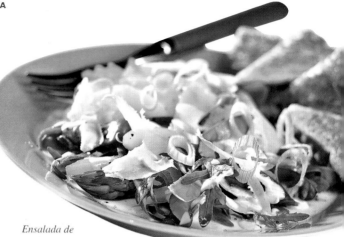

Ensalada de espárragos con pecorino.

1. Limpiar el espárrago, pelarlo y cortarlo en trozos de 2 cm. Lavar las vainas de azúcar y picar las puntas. Pelar el colinabo, partirlo en cuatro trozos y cortarlo en rodajas finas. Lavar la cebolla de primavera, limpiarla y cortarla en aros finos.

2. Poner agua con sal a hervir. Primero poner el espárrago en el agua y cocer a fuego lento durante 7 minutos. Añadir entonces las vainas de azúcar y el colinabo, y cocer todo a fuego lento unos 2 minutos.

truco:

¿ANTOJO DE SOCIEDAD?

Cuando vaya a un restaurante o a una cantina, escoja sencillamente un trozo de pescado del grill, aves de corral magras o carne con ensalada, que pueda marinar usted mismo con vinagre y aceite de oliva. Cuando vaya a desayunar, entonces pídase una ensalada fresca de frutas sin crema, se entiende.

3. Mezclar el zumo de limón con sal y pimienta, ocultar el aceite y la crema. Lavar y limpiar la rucola, y picar los tallos duros.

4. Levantar la verdura del agua, enfriar de inmediato y dejar escurrir bien en un colador. Mezclar la verdura y la cebolla de primavera con el adorno.

5. Poner un plato con las hojas de rucola. Repartir encima la mezcla de verduras. Extraer el pecorino en virutas con un pelador y ponerlo sobre la ensalada. Tostar las tostada y comer con la ensalada.

Tarde: Chuleta de ternera con salsa de atún y apio

Ingredientes

40 g de mezcla de arroz salvaje largo
Sal
3 barras de apio
1/8 l de caldo de verduras
40 g de filete de atún en su salsa de lata
1 cucharada de zumo de limón
50 g de yogur de leche magra (0,3 por 100 de grasa)
1 cucharadita de alcaparras
Pimienta negra recién molida
1 chuleta de ternera (80 g) o también chuleta de pavo o pechuga de pollo
1 cucharadita de aceite de oliva

consejo:

SUPER-FATBURNER

➤ Las alcachofas desintoxican con su sustancia actuante Cyarina.
➤ El brécol es la estrella entre los preventivos del cáncer, calienta las células de grasa con mucha vitamina C y calcio.
➤ La achicoria amarga trabaja duramente contra las células de grasa. Su sustancia amarga Intybina estimula la digestión y el metabolismo.
➤ El chile atrae sobre su sabor picante la endorfina, que coinciden alegremente. No hay nada que agilice más y por tanto más delgado que el buen humor.
➤ Las legumbres suministran proteínas a los Fatburner, sin grasa.
➤ La col engorda las caderas con sustancias de carga, vitamina C, magnesio, calcio, hierro, yodo y cinc.
➤ Las hierbas embrujan las comidas y estimulan el metabolismo con sus sustancias biológicas.
➤ El apio deshidrata y estimula el metabolismo graso –con sustancias amargas, aceites etéreos y hormonas de plantas.
➤ Los tomates protegen con la Lykopina del cáncer y corrompen la báscula con pocas calorías y muchas sustancias vitales.
➤ Los rábanos largos y los rabanitos pertenecen a la ensalada Fatburner: aceites etéreos deshidratan y estimulan la digestión.
➤ Las cebollas hunden el nivel de azúcar en la sangre y estimulan el ablandamiento de grasa.
➤ Auténtica fruta Fatburner: manzanas, albaricoques, aguacates, frutos del bosque, peras, plantas exóticas, kiwi, ciruelas y frutas cítricas.

1. Cocer a fuego lento el arroz, según las instrucciones del paquete, en agua ligeramente salada unos 20-25 minutos.

2. Lavar el apio, limpiarlo y cortarlo en rodajas finas. Hervir el caldo y rehogar el apio dentro unos 10 minutos.

3. Mojar el atún. Añadir el zumo de limón y el yogur, y hacer un puré fino con la batidora. Mezclar 1-2 cucharadas de vapor líquido del apio y las alcaparras. Sazonar fuertemente la salsa con sal y pimienta.

4. Especiar la chuleta de ternera con sal y pimienta. Freír cada lado en una sartén revestida durante 2-3 minutos.

5. Preparar la carne, el apio y el arroz. Poner la salsa de atún.

Cuarto
día

Mediodía: Carpaccio picante de rábanos largos

Ingredientes

60 g de filete de ternera
120 g de rábanos largos
2 cucharadas de zumo de lima
Sal, pimienta negra recién molida
1/2 cucharadita de Sambal Oelek
2 cucharaditas de aceite de soja
1 vaina pequeña roja de chile
5 pajas de cebollinos
1/2 panecillo integral
1 cucharadita de mantequilla

1. Enrollar el filete de ternera en hojas y dejar enfriar una hora en el congelador.

2. Entre tanto pelar el rábano largo y cortarlo en rodajas muy finas o rallarlo sobre la verdura cruda.

3. Mezclar el zumo de lima con sal, pimienta, Sambal Oelek y aceite para la marinada.

4. Cortar la carne en rodajas finitas. Untar un plato grande

truco:

¿ANTOJO DE CHOCOLATE?

Entonces deje derretir un trozo de chocolate amargo sobre la lengua. El chocolate con más de una proporción del 60 por 100 de cacao provee las sustancias sanas enteras del grano de cacao, sin depositarse en las caderas, pues apenas atrae la insulina. Por cierto: si tiene hambre de algo dulce, los higos son una alternativa excelente.

con algo de marinada. Preparar encima en forma de abanico las rodajas del filete de rábano largo y de ternera. Verter la salsa restante por encima.

5. Limpiar la vaina de chile, quitarle el corazón y cortar en dados diminutos. Mojar el cebollino y cortarlo en pequeños rollitos. Esparcirlo sobre el carpaccio.

6. Untar el pan con la mantequilla.

Variante: Puede acentuar el rasgo asiático si esparce tiernas hojitas de cilantro, en vez de rollitos de cebollino, sobre el carpaccio.

Tarde: Penne con alcachofas y tomates

Ingredientes

4 alcachofas pequeñas
Sal
2 cucharadas de zumo de limón
2 chalotes
1 diente de ajo pequeño
1 tomate carnoso (200 g)
40 g de penne integral (pasta)
2 cucharaditas de aceite de oliva
Pimienta negra recién molida
1 cucharada de queso parmesano rallado

1. Separar las hojas exteriores de las alcachofas y acortar las puntas un tercio. Pelar los palos de modo que la carne blanca sea visible. Poner las alcachofas inmediatamente en medio litro de agua con zumo de limón ligeramente salada para que permanezca clara. Hervir y cocer a fuego lento durante 10-15 minutos.

2. Entre tanto poner a hervir abundante agua con sal. Pelar los chalotes y el ajo; cortar en dados finos. Escaldar los tomates, enfriar y quitarles la piel. Partir su pulpa, quitarle el corazón y cortar en dados pequeños.

3. Levantar las alcachofas de la decocción, escurrir y dejar enfriar un poco; entonces partir en cuatro trozos a lo largo.

4. Cocer la pasta a fuego lento en su punto según instrucciones del paquete en el agua salada hirviendo.

5. Calentar el aceite en una sartén revestida. Sofreír los chalotes y el diente de ajo. Añadir las alcachofas y freír conjuntamente 2 minutos. Verter 6 cucharadas de decocción de alcachofas y añadir el tomate. Rehogar con la tapa todo a fuego lento unos 5 minutos.

6. Escurrir la pasta durante un poco de tiempo y mezclarlo de inmediato con las alcachofas y los dados de tomate. Sazonar con sal y pimienta.

7. Preparar la pasta en un plato precalentado. Esparcir con el queso parmesano y añadir pimienta.

Consejo de compra: Tenemos alcachofas tiernas y jóvenes durante el verano por poco tiempo. Fuera de temporada puede preparar el plato con corazones de alcachofas en salsa listos para consumir (en cristal o en lata).

Penne con alcachofas y tomates.

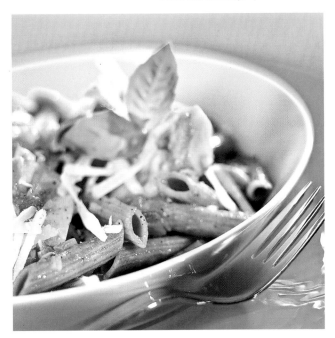

Quinto
día

Mediodía: Filete de trucha con requesón de manzana y rábano

Ingredientes

1 manzana agria (150 g, por ejemplo Boskop)
2 cucharadas de zumo de limón
80 g de requesón magro
1 cucharadita de rábano rallado
1/2 cajita de berro
Sal, pimienta negra recién molida
1 filete de trucha ahumado (80 g)
1 rebanada de pan crujiente

1. Lavar la manzana. Separar el corazón de la manzana con un pelador. Partir la manzana a lo transversal y cortar una mitad en rodajas anchas de cerca de 1 cm.

2. Hervir 100 ml de agua con una cucharada de zumo de limón y pochar las rodajas de manzana dentro unos 2 minutos. Sacarlas y dejarlas escurrir en un colador. Poner la decocción del cocido aparte.

3. Pelar la otra mitad de manzana, rasparla finamente sobre la verdura cruda y untar con el zumo de limón restante.

4. Mezclar el requesón con una cucharada de decocción de manzana y el rábano. Cortar las hojitas de berro (¡tomar algunas para adornar!) y mezclar con las rodajas de manza-

Filete de trucha con requesón de manzana y rábano.

na bajo el requesón. Sazonar con sal y pimienta.

5. Preparar el filete de trucha con las rodajas de manzana y el dip de rábano. Adornar con un poco de berro. Con eso está el pan crujiente.

Variante si hay prisa: Tomar requesón de rábano y comerse una manzana con ello.

Tarde: Sartén de lentejas y espinacas

Ingredientes

60 g de lentejas Le-Puy verdes
1/2 l de caldo de verduras
150 g de espinacas
1 vaina de pimiento rojo pequeña
6 setas Shiitake frescas (50 g)
1 cebolla pequeña
1 diente de ajo pequeño
2 cucharaditas de aceite de girasol
Sal, pimienta negra recién molida
1/2 cucharadita de cilantro molido
Pimienta de cayena
1 cucharadita de tomate
1 rebanada de pan integral

1. Poner a cocer las lentejas en el caldo y cocerlo a fuego lento tapado unos 20-25 minutos.

2. Entre tanto lavar profundamente las espinacas, limpiarlas y picar en grande las hojas mayores. Lavar el pimiento, limpiarlo y cortarlo en dados pequeños. Frotar las setas, separar los mangos y cortar las cabezas de las setas a lo largo en tiras finas. Pelar la cebolla y el diente de ajo y cortarlo en dados pequeños.

3. Mojar las lentejas, poner la decocción en ello y dejar escurrir las lentejas en un colador.

4. Calentar el aceite en una sartén revestida. Rehogar y sofreír la cebolla y el ajo dentro. Añadir el pimiento y las setas y rehogarlas unos 2-3 minutos. Mezclar las lentejas y las espinacas y sazonar con sal, pimienta, cilantro y pimienta de cayena. Mezclar la médula del tomate y verter tres cucharadas de caldo de lentejas. Rehogarlo todo tapado todavía unos 2-3 minutos hasta que las espinacas se reduzcan. Servir el pan con la verdura.

Variante de lentejas: Cuente unos 15-20 minutos de más de cocción a fuego lento si coge lentejas marrones corrientes en vez de lentejas Le-Puy.

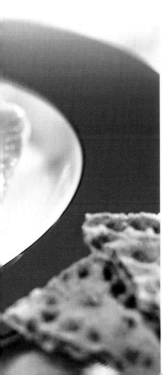

truco:

APUESTE POR LA CALIDAD

Compre la fruta y la verdura en tiendas de alimentos biológicos o en una verdulería de confianza. Saboree la diferencia. Y sienta cuánto bien le hará la calidad. Es su combustible, para energía vital, satisfacción, bienestar y suerte.

Sexto
día

Mediodía: Pimiento relleno con queso de oveja

Ingredientes

1 vaina amarilla de pimiento
50 g de queso de oveja (Feta)
1 rebanada de tostada integral
1 diente de ajo pequeño
2 ramas de tomillo
Sal de hierbas
Pimienta negra recién molida
Polvos de pimiento picante
4 cucharaditas de aceite de oliva
1 cucharada de vinagre de
*   vino tinto*
2 cucharaditas de zumo de
*   limón*
2 olivas negras
3 ramas de perejil

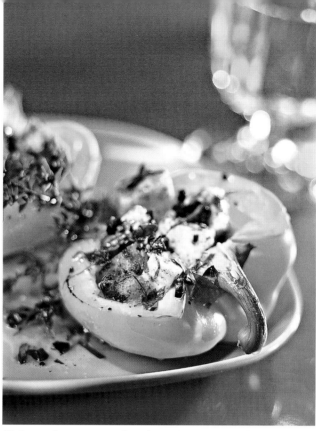

Pimiento relleno con queso de oveja.

1. Lavar las vainas del pimiento, partir a lo largo y quitarle el corazón y las paredes de separación. Cortar en dados de 1 cm el queso de oveja y el pan tostado. Pelar el diente de ajo y cortar en dados muy finos. Mojar el tomillo y quitar las hojas.

2. Mezclar con cuidado el queso, los dados de la tostada y el ajo. Sazonar con tomillo, sal de hierbas, pimienta y polvos de pimiento. Rellenar la mezcla en las mitades del pimiento y con una cucharadita de aceite de oliva.

3. Precalentar el grill eléctrico o el horno a 250 °C. Poner las mitades del pimiento sobre la parrilla cubierta con una hoja de aluminio y asarlo al grill o en el horno unos 8-9 minutos hasta que el queso de oveja esté ligeramente tostado.

4. Entre tanto batir el vinagre, el zumo de limón, sal y pimienta. Quitar el aceite restante. Deshuesar las olivas y cortarlas en dados finos. Mojar el perejil, secarlo, tirar de las hojas y picarlo fino. Amasar las olivas y el perejil bajo el adorno.

5. Quitar las mitades de pimiento del horno y untar inmediatamente con el adorno de olivas. Dejar enfriar un poco, empaquetar en un recipiente con una tapa y dejar enfriar en la nevera toda la noche.

Idea: Puede servir las mitades de pimiento asadas por la tarde también como guarnición caliente de carne poco asada o pescado.

Tarde: Crépes a la mejicana

Ingredientes

1 huevo
2 cucharadas de harina de trigo integral
100 ml de leche (1,5 por 100 grasa)
Sal
1 vaina pequeña roja de chile
1/2 aguacate maduro (65 g, sin hueso)

1 tomate
1 chalote
2 cucharaditas de zumo de
Pimienta negra recién molida
1 cucharadita de aceite de colza
3 ramas de cilantro verde
2 cucharadas de yogur (1,5 por 100 de sgrasa)

1. Batir el huevo con la harina, la leche y media cucharadita de sal. Lavar la vaina de chile, limpiarla, quitarle el corazón y cortarla en dados diminutos. Amasarlo y dejarlo hinchar unos 20 minutos.

2. Pelar un cuarto del aguacate y cortarlo en dados de 1 cm. Lavar el tomate, quitarle las pepitas, dividirlo en cuatro partes y quitarle el corazón. Cortar los cuartos en dados. Extraer el chalote y cortarlo en dados pequeños. Mezclar con cuidado los dados del aguacate, el tomate y el chalote, y sazonar con zumo de lima, sal y pimienta.

3. Calentar el aceite en una sartén pequeña revestida y freír dos crépes una tras otra:

dejarlos parados 3-4 minutos, entonces darles la vuelta y seguirlos friendo todavía un minuto.

4. Entre tanto mojar el cilantro, tirar de las hojas y picar finamente. Amasar bajo el yogur y salpimentar.

5. Rellenar las crépes con la mezcla de aguacate. Servir con ello el yogur de cilantro.

truco:

CINCO MINUTOS PARA LOS MÚSCULOS

Hasta ahora tenía mucho que ver con el andar. Pero si quiere calentar de manera más efectiva sus michelines de grasa, entonces aumente su horno de calcinación: sus músculos. Bien sencillo: cómprese en una tienda de deportes especializada una cinta elástica (de látex o plástico) con manual de ejercicios y ejercite los músculos diariamente de 5 a 10 minutos.

Séptimo
día

Mediodía: Ensalada de verduras con salsa de limón y queso

Ingredientes

100 g de brécol
Sal
1 calabacín pequeño
50 g de tomates cherry
20 g de roquefort (54 por 100 de grasa i.Tr.)
50 g de yogur de leche magra (0,3 por 100 de grasa)
1 cucharada de zumo de limón
Pimienta negra recién molida
1/2 cucharadita de la cáscara rallada de un limón no usado
2 hojas de ensalada
2 cucharaditas de piñones

1. Lavar el brécol y partir en trozos muy pequeños. Pelar los mangos y cortar en trozos pequeños.

2. Poner a hervir agua salada en una olla. Lavar el calabacín, quitarle la prolongación del mango, partir a lo largo y cortar en tiras o rodajas finas. Lavar los tomates y partirlos.

3. Cocer a fuego lento el brécol en agua salada tres minutos. Verter, dejar enfriar y escurrir.

4. Aplastar finamente el roquefort con un tenedor para preparar el adorno. Mezclar con el yogur y el zumo de limón y después sazonar con sal, pimienta y las cáscaras del limón.

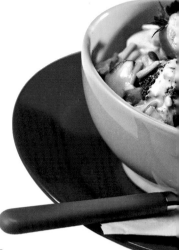

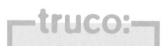

¿CURIOSO?

Si quiere ponerse sobre la báscula, hoy le está permitido. Pero sólo sobre una báscula de grasa corporal. Siente la falta de participación de la masa muscular y de grasa en el cuerpo. Le dice sinceramente si está quemando grasa.

5. Dar la vuelta en esto al brécol, las tiras de calabacín, o rodajas y los tomates, y al menos dejar enfriar en la nevera una hora.

6. Lavar la lechuga iceberg, escurrirla y cortarla en tiras anchas de 1 cm; mezclar bajo la ensalada. Tostar los piñones en una sartén sin grasa hasta que se doren. Esparcir encima de la ensalada antes de servir.

Variante: También quedan bien en la mezcla otras clases fuertes como la lechuga romana o las endibias, en vez de la lechuga iceberg.

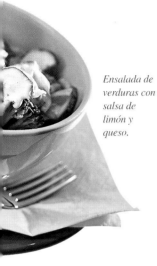

Ensalada de verduras con salsa de limón y queso.

Tarde: Filete de bacalao con hinojo y tomates

Ingredientes

100 g de filete de bacalao
1 cucharadita de zumo de limón
Sal
Pimienta negra recién molida
1 patata hervida (150 g)
1 tomate grande (200 g)
1 bulbo de hinojo (250 g)
1 chalote
1 diente de ajo pequeño
2 cucharaditas de aceite de oliva
1/2 cucharadita de semillas de hinojo
3 cucharadas de caldo de verduras
1 cucharada de nata ácida

1. Lavar el filete de pescado, secar ligeramente y salpimentar con el zumo de limón. Lavar la patata y cocer a fuego lento en agua salada.

2. Escaldar el tomate, enfriar y pelar. Partir en cuatro la pulpa, quitarle el corazón y cortar en dados pequeños.

3. Lavar el hinojo, limpiarlo y dejar aparte lo verde. Cortar el bulbo en cuatro trozos a lo largo, quitarle el tronco y entonces cortarlo en tiras finas.

4. Extraer el chalote y el diente de ajo, cortar en dados pequeños y rehogar en una sartén con una cucharadita de aceite. Añadir las tiras de hinojo y rehogar 5 minutos con la sartén tapada.

5. Añadir los dados de tomate y las semillas de hinojo aplastadas, salpimentar. Verter el caldo de verduras. Poner el filete de bacalao sobre la verdura y untar con el acei-

te de oliva sobrante. Taparlo y rehogar a fuego lento 7 minutos.

6. Mientras tanto mojar la patata, pelarla cuando esté todavía caliente y aplastarla en trozos gruesos con una paleta de machacar patatas. Mezclar la crema ácida. Sazonar con sal y pimienta.

7. Preparar el filete de bacalao con la verdura y el puré de patata. Picar el hinojo no muy fino y esparcir por encima.

Variante: Tomar pepino en vez de hinojo.

La segunda
semana
con diversión incluso

Recetas exclusivas
para la figura y el buen humor

¿Es correcto? Ahora le va muy bien. Invierta cada día 30 minutos en movimientos que le hagan feliz y llenen sus tanques vacíos de energía con dosis de buen humor. Su alma, su espíritu y su paladar han encontrado un servicio en la naturaleza, en la verdura, pescado, fruta... ¡Ya no necesita más patatas fritas!, ¿Ha encontrado lo que necesitaba? Bien, entonces continúe.

Compras
para la
segunda semana

➤ Añada esta lista de compras con los ingredientes para el desayuno, bebida Fatburner, aperitivos y dulces para los niños, a su elección, de las páginas 30 y 31.

Verduras y fruta

1 berenjena pequeña
1 aguacate mediano
100 g de champiñones
1 achicoria pequeña
30 g de guisantes congelados
5 cebollas de primavera
150 g de pepinos
1 patata pequeña
1 tronco fino de puerro
2 hojas de acelga
1 zanahoria pequeña
2 vainas rojas de pimiento y una verde
60 g de judías princesa
1 ensalada pequeña
1 chalote
2 troncos pequeños de apio
100 g de brotes de soja
6 tomates
1 tomate grande maduro
70 g de tomates cherry
200 g de calabacines pequeños
2 cebollas pequeñas
1 cebolla pequeña roja
1 mango pequeño
1 naranja pequeña, 1 papaya
3 limones, + 4 limones diarios

Hierbas y especias

5 ramas de basilisco
5 ramas de eneldo
2 ramos de perejil
1 vaina pequeña roja de chile
1 trozo de jengibre, 2 cm
5 ramas de cilantro verde
6 dientes de ajo pequeños
5 briznas de cebollinos
2 ramas de tomillo

Productos lácteos

40 g de queso feta (queso de oveja)
80 g de yogur bajo en calorías (1,5 por 100)
50 g de mozzarella
1 cucharada de queso parmesano rallado
75 g de preparado de requesón (0,2 por 100)
2 cucharaditas de crema fresca (24 por 100 de grasa)

truco:

SACIADO DE VERDURAS Y FRUTA

Compre fruta y verdura, mejor fresca, y no como provisión para toda la semana. Cada día pierde sustancias vitales.

Y cuando le queden restos: cátelos en ensalada Fatburner y disfrútela entre tanto comiéndosela. Ya sabe que de ninguna manera puede comer mucho (excepciones, ver página 8).

Carne y pescado

80 g de filete de pechuga de pollo
80 g de filete de pechuga de pavo
70 g de pechuga de pavo ahumado
50 g de tártara
100 g de calamares guisados
2 langostinos crudos, sin cabeza (60 g)
100 g de filete de platija
100 g de filete de rape
50 g de gambas
50 g de filete de atún (lata)

Pan

1 punta de grano
1 rebanada de pan crujiente
2 panes integrales de centeno
1 rebanada de pan integral
1 rebanada de tostada integral

Lo demás

2 albaricoques secos
30 g de Bulgur
30 g de cacahuetes sin pelar
1/2 l de caldo concentrado de pescado
2 cucharaditas de pulpa de calabaza
40 g de mezcla de arroz largo salvaje (cocido a medias)
4 cucharadas de lentejas rojas
2 cucharadas de zumo de naranja
2 cucharaditas de piñones
2 cucharadas de vinagre de arroz
2 cucharadas de sésamo
70 g de tofu
1-2 tomates desecados en salsa (10 g)
40 g de macarrones cortos integrales
40 g de espaguetis integrales
60 g de tagliatelle integrales

Fatburner
a la carta

Desayuno

Usted puede escoger diariamente entre estas cinco propuestas de desayuno.

Frutas exóticas con yogur de espino falso

Cortar $1/2$ mango maduro en rodajas finas. Cortar el kiwi en 8 trozos. Disponerlo junto con dos grosellas espinosas en un plato en forma de estrella y untar con zumo de lima. Mezclar 50 g de yogur bajo en calorías (1,5 por 100 de grasa) y 2 cucharaditas de espino falso con miel. Poner sobre la fruta. Espolvorear con una cucharadita de chocolate amargo picado (60 por 100 cacao).

Leche entera con naranja y pan de centeno

Partir una naranja, exprimir una mitad y mezclar con 200 g de leche entera (1,5 por 100 grasa). Pelar la naranja restante, partirla en gajos y cortarla en trozos pequeños. Mezclar con una cucharadita de sirope de arce y una pizca de canela. Picar fino 50 g de pan negro de centeno y una cucharada de pasas de corinto. Esparcir sobre la leche entera.

Tostada de queso fresco con frutos del bosque

Tostar dos rebanadas de tostadas integrales y untar con dos cucharadas de queso fresco granulado (20 por 100 de grasa i.Rr.). Limpiar 60 g de frutos del bosque mezclados a su gusto; se puede cortar en trozos pequeños y poner encima. Espolvorear con una cucharadita de zumo de limón y dos cucharaditas de pistachos picados.

Panecillo de requesón a la pimienta

Mezclar dos cucharadas de preparado de requesón (0,2 por 100 grasa) con sal de hierbas y una cucharadita de pimienta negra triturada grande. Cortar un panecillo integral de centeno y untar el requesón por encima. Esparcir una cucharada de rollitos de cebollino.

Pan de aguacate y salmón

Untar una rebanada de pan integral con una cucharadita de mantequilla y media cucharadita de mostaza de Dijon. Cortar medio aguacate en rodajas finas y poner sobre el pan. Untar con el zumo de limón y salpimentar. Cortar 20 g de lomo de salmón en lonchas y extender sobre el pan. Moler encima pimienta negra.

Bebida Fatburner

Debería prepararla cada día.

Batido de papaya

Cortar media papaya en trozos pequeños. Hacer puré con una cucharada de zumo de limón, una cucharadita de fructosa (dulcificante) y el zumo de media naranja con la batidora. Añadir 1/8 litro de crema de leche fría y dos cucharadas de polvos proteínicos; mezclarlo todo poco tiempo. Verter en una copa de cristal y adornar con el tronco de la papaya.

Frutas exóticas con yogur de espino falso.

Aperitivos

Escoja cada día entre uno de los siguientes aperitivos:

Verdura cruda de apio y sésamo

Raspar 1 manzana pequeña y un trozo de apio (100 g). Picar 3 ramas de perejil en trozos grandes; mezclarlo todo y especiar con 2 cucharaditas de zumo de limón, 1/2 cucharadita de miel, sal, pimienta negra recién molida y 1 cucharadita de aceite de sésamo. Esparcir por encima 1 cucharadita de sésamo tostado.

Naranjas marinadas

Pelar 2 naranjas y almacenar el zumo que gotee. Cortar las naranjas en gajos y extender sobre un plato. Cortar media cebolla roja pequeña en aros muy finos y esparcir por encima 5 olivas negras. Mezclar el zumo de naranja recogido, 1 cucharadita de vinagre de vino blanco, sal, pimienta negra, media cucharadita de romero picado y una cucharada de aceite de oliva. Poner sobre las naranjas y especiar con pimienta negra.

Piña con carne atada

Cortar media piña en rodajas finas. Extender con 40 g de carne atada sobre un plato. Especiar con una cucharadita de zumo de lima, sal, pimienta negra y una cucharadita de vaina de chile cortada en dados finos. Cortar las hojas de 3 ramas de cilantro y repartir por encima. Servir con 1 rebanada tostada de pan integral.

Dulces para niños

El más fuerte quemador de grasa en el cuerpo es la hormona del crecimiento. Estructura los músculos y reduce la grasa mientras duerme. Atráigalo con proteínas e hidratos de carbono:

Queso fresco con albaricoques

Cortar un albaricoque seco en dados muy pequeños. Mezclar con dos cucharadas de queso fresco granulado. Espolvorear con dos cucharaditas de pan negro de centeno cortado en dados finos.

truco:

Y TODAVÍA HAY MÁS QUE HACER

Naturalmente las seis recomendaciones de la página 13 también valen para esta semana. Aquí les añadimos un par más:

1. Relajación para el alma; los estudios muestran: el estrés es el engordador más agudo que conocemos. Aprenda una técnica de relajación, por ejemplo el yoga, ejercicios de respiración, meditación.

2. Caricias para su cuerpo, es lo más valioso que usted posee: frote las zonas problemáticas con el guante de pita mientras se duche. Dele atención a su piel con una crema.

3. Coma –parece una tontería, pero es importante– despacio. Masticar bien cada bocado. Quien engulle se introduce en el estómago un montón de compuesto, que fermenta y se pudre, y los valiosos Fatburner (proteínas, vitaminas, minerales) no llegan a donde podrían realizar un trabajo reductor: las células del cuerpo.

Octavo
día

Mediodía: Ensalada tártara china de arroz

Ingredientes

*30 g de arroz integral (cocido a
    medias)*
30 g de guisantes congelados
50 g de champiñones pequeños
1/2 vaina roja de pimiento
2 cebollas de primavera
*2 cucharaditas de aceite de
    cacahuete*
50 g de tártara
Pimienta negra recién molida
*2 cucharadas de vinagre de
    arroz*
1 cucharada de salsa de soja
*2 cucharadas de caldo de
    verduras*
1/2 cucharadita de miel
3 ramas de perejil

1. Cocer el arroz a fuego lento según las instrucciones del paquete en agua salada unos 25 minutos.

2. Entre tanto dejar derretir los guisantes. Frotar los champiñones, limpiarlos y cortarlos en rebanaditas finas. Lavar la

---

truco:

FATBURNER DE LECHE Y SOJA

Los proveedores más importantes de calcio deberían estar diariamente en el plan de adelgazamiento. Por otra parte, está la distribución baja en calorías. Buenos proveedores de proteínas: yogur, queso fresco granulado, crema de leche, leche baja en calorías, queso fresco, requesón magro, mozzarella y queso hasta con un 30 por 100 de grasa. Pruebe los amigos de los éxitos de la salud de la línea de productos de soja: tofú, leche de soja y yogur de soja.

---

vaina de pimiento, quitarle el corazón y cortar en dados pequeños. Lavar las cebollas de primavera, limpiarlas y cortarlas en aros delgados.

3. Calentar el aceite en una sartén y dorar el tártaro 2 minutos. Añadir a la carne los guisantes, las setas, el pimiento y las cebollas de primavera, y asar 3 minutos. Salpimentar.

---

4. Verter el arroz, enfriarlo y escurrirlo bien. Mezclar en una fuente con la verdura.

5. Mezclar vinagre, salsa de soja, caldo, miel, sal y pimienta, y poner bajo la ensalada. Mojar y secar el perejil, tirar de las hojitas y mezclar bajo la ensalada.

Variante: En vez de arroz puede utilizar pasta fina, como espaguetis integrales o de soja o pasta de alforfón.

Tarde: Tomate relleno de acelgas

Ingredientes

*1 tomate de ensalada grande
    (270 g)*
Sal
*30 g de Bulgur (sémola de
    harina precocinada)*
1/8 l de caldo de verduras
2 hojas de acelgas (150 g)
1 diente de ajo pequeño
2 cucharaditas de aceite de oliva
1 cucharada de queso parmesano rallado
2 cucharaditas de piñones
Pimienta negra recién molida

1/2 cucharadita de comino
1 cucharadita de zumo de limón

1. Quitar una capa fina del tomate. Quitar la pulpa con una cucharada de té y dejar aparte. Poner sal al tomate y dejar terminar al revés.

2. Regar el Bulgur con 75 ml de caldo hirviendo y dejar hinchar 10 minutos.

3. Precalentar el horno a 200 °C. Lavar las hojas de a-celga, limpiarlas y cortar los mangos. Cortar los mangos en dados finos y picar en trozos grandes las hojas de acelga. Pelar el diente de ajo y aplastarlo. Picar la pulpa del tomate.

4. Calentar una cucharadita de aceite en una sartén revestida y rehogar los mangos de la acelga y el ajo 3 minutos. Añadir lo verde de la acelga y los tomates, taparlo y rehogar 5 minutos.

5. Añadir el parmesano y los piñones. Poner bajo el Bulgur.

Sazonar con sal, pimienta, comino y zumo de limón. Rellenar el tomate ahuecado con la mezcla y pintar con el aceite sobrante. Poner las capas de tomate por encima.

6. Poner el tomate en un pequeño molde de gratinar y repartir el relleno sobrante. Untar con el caldo restante. Asar el tomate en el horno unos 10 minutos.

Variante: En vez de Bulgur tomar el fino cuscús y sustituir la acelga por las espinacas.

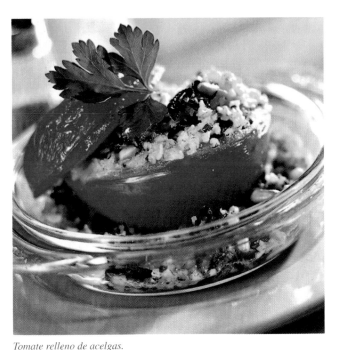

Tomate relleno de acelgas.

Noveno
día

Mediodía: Rollito de pavo y judías

Ingredientes

Sal
60 g de judías princesa
1 cucharada de vinagre de jerez
1/2 cucharadita de mostaza de
* Dijon*
Pimienta negra recién molida
2 cucharaditas de aceite de oliva
1 trozo de mango (130 g)
3 ramas de basilisco
Pimienta de cayena
70 g de un corte de pechuga de
* pavo ahumado*
1/2 panecillo integral

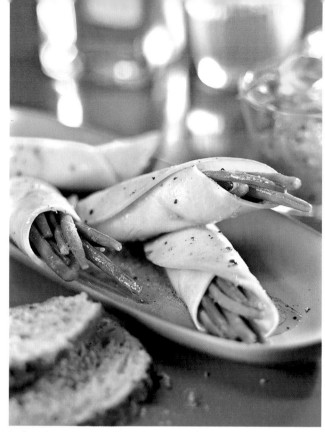

Rollito de pavo y judías.

1. Poner a hervir agua salada. Lavar las judías, limpiarlas y cocer a fuego lento unos 7-8 minutos.

2. Entre tanto mezclar el vinagre, la mostaza, sal y pimienta para la marinada y ocultar el aceite.

3. Verter las judías, enfriarlas y dejarlas escurrir bien. Darles la vuelta en la marinada cuando estén todavía templa-das y dejar reposar unos 30 minutos.

4. Pelar el mango y cortarlo en dados pequeños. Tirar las hojas de basilisco de los mangos, frotar y picar grande. Hacer puré de ambos juntos y sazonar con fuerza con sal, pimienta y pimienta de cayena.

5. Pintar las rebanadas de pavo con algo de marinada, repartir las judías por encima y enrollar. Utilizar la salsa de mango para mojar y servir el panecillo de acompañamiento.

Variante: La pechuga de pavo se puede sustituir por un corte de pechuga de pollo ahumado o de rosbif.

Tarde: Olla de pescado con achicoria

Ingredientes

100 g de filete de platija
50 g de gambas cocidas y
   peladas
2 cucharaditas de zumo de
   limón
Sal
Pimienta negra recién molida
1 achicoria pequeña
1 barra fina de puerro (125 g)
1 zanahoria pequeña
1 patata pequeña
2 cucharaditas de aceite de oliva
1 chalote
1/2 l de caldo concentrado de
   pescado (de cristal)
2 cucharaditas de crema fresca
   (24 por 100 de grasa)
5 ramas de eneldo

1. Lavar el filete de platija, secarlo y cortar en lonchas anchas de 1 cm. Mojar las gambas y dejarlas secar bien. Pintar el pescado y las gambas con el zumo de limón y salpimentar.

2. Lavar la achicoria, partir a lo largo, cortar el tronco en forma de cuña y cortar las mitades en tiras anchas de 1 cm. Lavar el puerro, limpiarlo y cortar en aros finos. Pelar la zanahoria y cortarla en dados pequeños. Pelar la patata y cortarla en dados.

3. Calentar el aceite en una olla. Pelar el chalote, cortar en dados finos y rehogar en el aceite caliente. Añadir las patatas, zanahorias y el puerro, y rehogar todo junto poco tiempo. Remojar con el caldo, hervir, taparlo y cocerlo a fuego lento 6 minutos.

4. Poner el pescado, las gambas y las tiras de achicoria en el puchero y dejar cocer suavemente todavía 4 minutos. Se puede llenar con algo de agua.

5. Sazonar el puchero con sal y pimienta. Mezclar la crema fresca. Mojar el eneldo, secarlo y picarlo. Esparcir por el puchero antes de servir.

consejo:

¿CUANTA PROTEÍNA NECESITA EL HOMBRE?

Cada día su cuerpo consume de 50 a 100 gramos de proteínas. Se gasta como masilla para células muertas, como sustancia orgánica de cabellos crecientes y uñas de los dedos –o en la lucha inmunitaria contra enemigos, en la resistencia contra el estrés–. Debe abastecer de nuevo la proteína que pierde el depósito y a menudo no es tan fácil. Si no quiere engordar, entonces debería escoger fuentes proteínicas magras. Encontrará 50 g de proteínas, por ejemplo en: 7 1/2 huevos, 200 g de pechuga de pavo o pollo, 175 g de salmón ahumado, 300 g de pescado, gambas, 1,5 l de leche, 1,5 kg de yogur, 250 g de mozzarella, 375 g de requesón, 200 g de queso, 600 g de tofu. 675 g de arroz, 125 g de brotes secos, 1/2 kilo de pan crujiente, 875 g de guisantes, 1 kg de col. Así puede ver que no es tan fácil llegar a proveerse de las proteínas diarias necesarias. Un batido de frutas con dos cucharadas de polvos de proteínas ayuda a llenar los depósitos vacíos.

Décimo día

Mediodía: Aguacate con relleno de atún

Ingredientes

50 g de filete de atún en su
salsa (de lata)
1 barra de apio pequeña
1-2 tomates secos en salsa
(10 g)
3 ramas de perejil
1/2 aguacate maduro (unos
120 g sin hueso)
1 1/2 cucharada de zumo de
limón
1 cucharadita de aceite de
tomate (de los tomates
secos)
Sal, pimienta negra recién
molida
1 rebanada de pan crujiente

1. Verter y desmenuzar el atún. Lavar el apio, limpiarlo y cortar en rodajitas finas. Cortar los tomates secos en tiras finas. Lavar el perejil, secarlo y picar las hojitas en grandes trozos.

2. Quitar el hueso del aguacate. Separar la pulpa hasta un borde pequeño con una cuchara y cortarlo en dados pequeños. Untar las superficies de corte con algo de zumo de limón y mezclar el zumo de limón restante inmediatamente con los dados de aguacate para que no se pongan ennegrecidos.

3. Mezclar el atún, la barra de apio, las tiras de tomate, los dados de aguacate, el perejil y el aceite de tomate. Salpimentar ligeramente. Rellenar con esto las mitades ahuecadas del aguacate y poner sobre un plato. Servir con el pan crujiente.

Variante: Igualmente puede rellenar el aguacate de forma vegetariana en lugar de con atún; por ejemplo con queso de oveja suave (feta) o tofú (requesón de judías de soja).

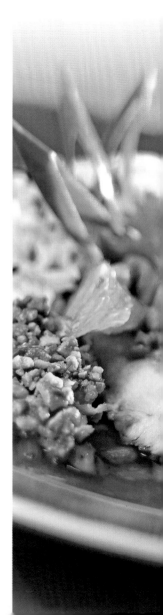

Filete de pollo y cacahuete
en salsa de naranja.

Tarde: Filete de pollo y cacahuete en salsa de naranja

Ingredientes

40 g de mezcla de arroz salvaje largo
Sal
30 g de cacahuetes sin pelar
1 naranja pequeña
1 cebolla de primavera
1 filete de pechuga de pollo (80 g)
Pimienta negra recién molida
1 cucharadita de aceite de cacahuete
1 cucharadita de mantequilla
100 ml de caldo concentrado de aves de corral (cristal)
0,5 g de aglutinante vegetal
Pimienta de cayena

1. Cocer el arroz a fuego lento según las instrucciones del paquete en agua ligeramente salada.

2. Entre tanto pelar los cacahuetes, quitarles la cáscara y picar fino. Pelar las naranjas junto con la piel blanca, cortar los gajos entre los tabiques de separación. Recoger el zumo goteante y exprimir bien los tabiques de separación restantes. Lavar las cebollas de primavera, limpiarlas y cortarlas en aros finos.

3. Lavar el filete de pollo, secarlo y salpimentar. Apretar ambas partes en los cacahuetes.

4. Calentar el aceite y la mantequilla en una sartén revestida. Dorar el filete de pollo de cada lado unos 4-5 minutos; entonces seguir asando todavía unos 7-8 minutos a fuego suave.

5. Quitar la carne y mantenerla caliente. Rebajar el sedimento del asado con el caldo y el zumo de naranja. Dejar cocer suave 3 minutos. Mezclar el aglutinante. Sazonar con sal, pimienta y pimienta de cayena.

6. Añadir los gajos de naranja y las cebollas de primavera en la sartén y dejar cocer una vez. Cortar el filete de pollo en lonchas atravesadas y preparar junto con el arroz y la salsa de naranja.

Undécimo
día

Mediodía: Tofú de sésamo con tomates marinados

Ingredientes

70 g de tofú
2 cucharadas de zumo de limón
1 cucharada de salsa de soja
2 cucharadas de sésamo
1 cucharadita de aceite de soja
3 tomates (280 g)
1 cucharadita de vinagre balsámico
Sal, pimienta negra recién molida
2 cucharaditas de aceite de oliva
2 ramas de basilisco
1 rebanada de tostada de pan integral

1. Marinar unos 30 minutos el tofú entero con el zumo de limón y la salsa de soja.

2. Sacar el tofú, dejar escurrir y dar la vuelta en 1 y 1/2 cucharada de sésamo. Calentar el aceite de sésamo en una sartén revestida y dorar el tofú a fuego medio por todos los lados unos 8 minutos.

3. Entre tanto lavar los tomates, quitarles las pepitas y el tallo, y cortar en rodajas finas transversales. Extender sobre un plato grande ligeramente solapado.

4. Mezclar la marinada del tofú con el vinagre balsámico, poca sal y una cucharadita de aceite de oliva. Pintar sobre los tomates.

5. Cortar el tofú en rodajas y preparar sobre los tomates. Tirar las hojas del basilisco y esparcir por encima con el sésamo restante.
Tostar la rebanada de pan, untar con el aceite de oliva restante.

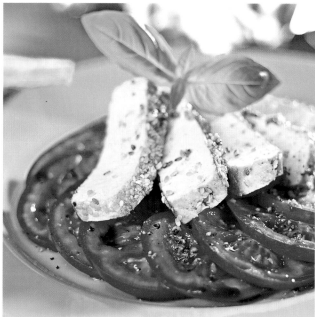

Tofú de sésamo con tomates marinados.

Para llevar: Asar el tofú y enrollar en aluminio. Empaquetar la marinada como extra. Cortar primero los tomates en el lugar de trabajo y preparar con el tofú.

Tarde: Tagliatelle de pimiento con calamares

Ingredientes

Sal
60 g de tagliatelle integral
100 g de calamares guisados
1 cucharada de zumo de limón
Pimienta negra recién molida
1/2 vaina roja y 1/2 verde de pimiento
1 cebolla pequeña
1 diente de ajo pequeño
1 trozo de jengibre (1 cm)
2 cucharaditas de aceite de oliva
5 cucharadas de caldo de gallina
1/2 cucharadita de orégano
3 ramas de perejil

1. Poner a hervir agua salada. Cocer la pasta a fuego lento según las instrucciones del paquete.

2. Entre tanto lavar los calamares, secarlos y cortarlos en tiras anchas de 1 cm o en aros. Mezclar el zumo de limón, la sal y la pimienta. Marinar los calamares dentro unos 30 minutos.

3. Lavar las vainas de pimiento, partirlas, limpiarlas y cortar en tiras finas. Pelar la cebolla, el diente de ajo y el jengibre, y cortarlo en dados finos.

4. Calentar el aceite en una sartén. Asar los calamares escurridos junto con la cebolla, el ajo y el jengibre unos 2-3 minutos.
Añadir las tiras de pimiento y rehogar todavía tres minutos.

5. Mezclar el caldo y especiar con sal, pimienta y orégano. Lavar el perejil, secar, tirar las hojas y picar.

6. Mojar la pasta, dejar escurrir bien y preparar en un plato precalentado. Poner los calamares de pimiento encima y espolvorear con las hojas de perejil.

Variante: En vez de pasta también puede tomar arroz integral. Pero compre arroz natural cocido a medias, si no la cocción durará demasiado.

Duodécimo
día

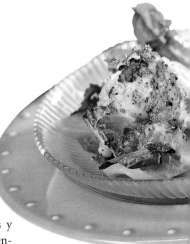

Mediodía: Ensalada de papaya con langostinos

Ingredientes

1/2 papaya (200 g)
2-3 hojas de lechuga romana medianas (40 g)
1 barra de apio pequeña
2 langostinos crudos, sin cabeza (60 g)
1 diente de ajo pequeño
Sal
1 cucharadita de aceite de oliva
1 cucharada de jerez seco (fino)
4 cucharadas de caldo concentrado de aves de corral (de tarro)
2 cucharadas de zumo de naranja
2 cucharaditas de vinagre de manzana
Pimienta negra recién molida
1/2 cucharadita de mostaza de Dijon
1 panecillo integral de centeno

1. Quitar el corazón a la papaya, pelar, partir a lo largo y cortar en rodajas finas. Lavar la ensalada, limpiar y cortar hasta las puntas de las hojas en tiras de 2 cm de ancho. Lavar la barra de apio, limpiarla y cortar en tiritas finas. Preparar la papaya, la ensalada y el apio en un plato.

2. Mojar los langostinos y secarlos. Especiar con el diente de ajo aplastado y sal. Calentar el aceite en una sartén revestida y dorar los langostinos de ambos lados unos 5-7 minutos.

3. Mezclar el jerez, el caldo concentrado de aves de corral, el zumo de naranja y el vinagre. Tomar los langostinos de la sartén y mantenerlos calientes. Cocer el poso del asado con la mezcla de jerez y dejar cocer 2-3 minutos. Sazonar con sal, pimienta y mostaza. Untar la ensalada con la salsa. Preparar con los langostinos. Añadir el panecillo de centeno.

Variante: En vez de langostinos también queda bien pechuga de pavo ahumada en lonchas para la ensalada con sabor a fruta.

Tarde: Sartén china de verduras y pavo

Ingredientes

40 g de arroz integral (cocido a medias)
Sal
80 g de filete de pechuga de pavo
Pimienta negra recién molida
150 g de pepino
1 vaina roja pequeña de pimiento
100 g de brotes de soja
1 cebolla de primavera
1 diente de ajo pequeño
3 cucharadas de caldo de gallina
1 cucharada de salsa de soja
1 cucharada de jerez seco (fino)
0,5 g de aglutinante vegetal
1 cucharadita de aceite de soja
1 cucharadita de aceite de sésamo

Ensalada de papaya con langostinos.

1. Cocer el arroz a fuego lento en agua ligeramente salada según instrucciones del paquete.

2. Entre tanto lavar la carne, secarla y cortar en lonchas finas; frotar con pimienta.

3. Pelar los pepinos, partir a lo largo y quitarles el corazón; entonces cortar en tiras finas. Lavar las vainas de pimiento, cortar en cuatro trozos y cortar igualmente en tiras finas. Lavar bien los brotes de soja y dejarlos escurrir. Lavar las cebollas de primavera, limpiarlas y cortar en aros finos. Pelar el ajo y cortar en dados finos.

4. Mezclar juntos el caldo, la salsa de soja, el jerez y el aglutinante.

5. Dejar que se calienten el aceite de soja y el de sésamo en una sartén revestida. Asar la carne 2 minutos removiéndola hasta que esté dorada; entonces sacarla. Dorar un poquito la cebolla de primavera y el ajo. Poner el pimiento y el pepino en el aceite y asar 2 minutos removiéndola. Añadir los brotes y remover un minuto.

6. Mezclar la salsa especiada, cocer y dejar reposar todo 2 minutos hasta que la salsa esté ligeramente espesa. Poner la carne en la sartén. Sazonar con sal y pimienta.

7. Mojar el arroz, dejar evaporar un poco y servir en la sartén de verduras.

truco:

FATBURNER VITAMINA C Y ENZIMAS

Si quiere adelgazar, entonces vigile sus gramos diarios de vitamina C (página 9).

➤ Hay mucha en la fruta fresca y verdura, sobre todo en el kiwi, naranjas, limones, frambuesas, pomelos, manzanas, col, guisantes y espárragos.

➤ Se exprime limón en agua mineral, entonces con mucha pulpa. Dentro hay flavonoides, que refuerzan el efecto de la vitamina C unas veinte veces.

➤ Frutas exóticas, por favor: la papaya y la piña proveen enzimas, que se encargan de que se digiera la proteína y que pueda actuar en el cuerpo como Fatburner. Es cierto que la piña tiene un alto GLYX; pero siempre y cuando no se coma con un poco de crema, tendrá un efecto positivo en las caderas. Sobre todo si la combina con proteínas magras (por ejemplo, carne atada).

Decimotercer
día

Mediodía: Ensalada de pasta con mozzarella

Ingredientes

Sal
40 g de macarrones cortos integrales
1/2 berenjena pequeña (75 g)
1 cucharada de aceite de oliva
Pimienta negra recién molida
1 tomate grande
50 g de mozzarella
1 vaina pequeña roja de chile
1/2 cebolla pequeña roja
1 y 1/2 cucharada de vinagre de vino tinto
2 cucharadas de caldo de verduras
5 ramas de cilantro

1. Poner mucha agua salada a hervir. Cocer la pasta 10 minutos según las instrucciones del paquete.

2. Entre tanto cortar la berenjena en dados pequeños. Calentar el aceite en una sartén revestida, dorar la berenjena 2-3 minutos y salpimentar.

3. Mojar la pasta, dejar secar poco y mezclar con la berenjena.

4. Lavar el tomate, quitarles el mango y cortar en dados. Cortar la mozzarella en dados pequeños. Limpiar la vaina de chile, quitarle el corazón y cortar en dados diminutos. Pelar la cebolla y picar fino. Añadir todo a la pasta.

5. Mezclar el vinagre, el caldo, sal y pimienta y hacer la ensalada con ello. Mojar el cilantro, secar y tirar de las hojas. Para acabar, esparcir sobre la ensalada.

Variante: El este encuentra al oeste: la vaina de chile y el cilantro combinan con la pasta y la mozzarella; es una combinación poco frecuente pero que tiene mucho éxito.

Naturalmente puede variar la ensalada con basilisco clásicamente italiano y ajo a la vinagreta.

truco:

EN FORMA EN VEZ DE GRASA

¿Ha ayudado cada mañana antes del desayuno la quema de grasa? Si es así, habrá aprendido que el movimiento es bueno. No sólo para la figura. También se ponen pronto en forma el sentimiento del cuerpo y el buen humor.

Su objetivo debería ser: quemar diariamente por cada kilo de peso corporal 7 kcal. Entonces puede mantener su peso a partir de ahora. ¿Qué consume? Un hombre de 60 kg consume cada 10 minutos

➤ jogging: 81 kcal
➤ caminar: 66 kcal
➤ ir en bicicleta: 60 kcal
➤ planchar: 20 kcal
➤ jardinería: 51 kcal
➤ pasear: 36 kcal
➤ badminton: 71 kcal
➤ golf: 51 kcal

Quien pese más o menos puede evaluar la diferencia tantas veces Pi con los pulgares por kilo 1-2 kcal.

Tarde: Brocheta de pescado con dip de cebollino

Ingredientes

5 briznas de cebollinos
75 g de preparado de requesón (0,2 por 100 de grasa)
30 g de yogur (1,5 por 100 de grasa)
1 1/2 cucharadas de zumo de limón
Sal, pimienta negra recién molida
100 g de filete de rape
2 cucharaditas de aceite de oliva
1 diente de ajo pequeño
70 g de tomates cherry
50 g de champiñones pequeños
1/2 limón
1 punta de grano

1. Lavar el cebollino y cortar en rollitos. Mezclar el requesón con el yogur, 1/2 cucharada de zumo de limón, sal y pimienta. Mezclar el cebollino. Mantener el dip frío.

2. Lavar el filete de pescado, secar y cortar en dados de 2 cm. Mezclar el zumo de limón restante, 1 cucharadita de aceite, sal, pimienta y el diente de ajo triturado; dejar reposar dentro el pescado 15 minutos.

3. Lavar los tomates y las setas y limpiarlas. Poner los trozos de pescado en dos brochetas.

4. Extender el aceite sobrante en una sartén de grill. Asar las brochetas de pescado 5 minutos de cada lado y untar a menudo con la marinada.

5. Cortar el limón en tiras y preparar con las brochetas de pescado. Añadir la punta de grano y el dip de cebollino.

Variante: Poner las brochetas de pescado sobre aluminio en la parrilla y tostar en el grill eléctrico 3 minutos de cada lado.

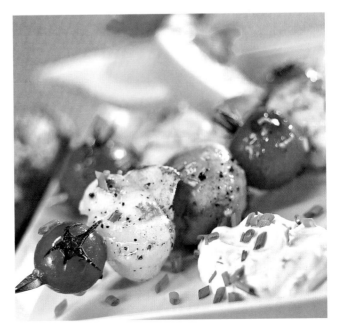

Brocheta de pescado con dip de cebollino.

Decimocuarto
día

Mediodía: Ensalada roja de lentejas con jengibre

Ingredientes

50 g de yogur (1,5 por 100 de grasa)
2 cucharaditas de zumo de limón
Sal, pimienta negra recién molida
2 albaricoques secos
1/2 cebolla
1 trozo pequeño de jengibre (1 cm)
1 cucharadita de aceite de girasol
4 cucharadas de lentejas rojas (50 g)
1/2 cucharadita de curry
1/8 l de caldo de verduras
2 tomates pequeños
1 cebolla de primavera
4 ramas de perejil
2 cucharaditas de pepitas de calabaza
1 rebanada de pan integral

1. Mezclar el yogur con una cucharadita de zumo de limón, sal y pimienta, y dejar aparte.

Cortar los albaricoques en dados pequeños. Pelar la cebolla y el jengibre, y picar fino.

2. Calentar el aceite en una olla y rehogar poco rato la cebolla y el jengibre. Añadir las lentejas y los albaricoques, rociar con el curry y verter el caldo. Cocer, taparlo y cocerlo a fuego lento 12-15 minutos. ¡Las lentejas no deben deshacerse!

3. Entre tanto lavar los tomates, quitarles el mango y la parte de la flor y cortar en ocho trozos. Lavar la cebolla de primavera, limpiarla y cortar en aros finos. Mojar el perejil, secarlo, tirar las hojas y picarlo.

4. Dejar enfriar un poco las lentejas, entonces mezclar con los tomates, la cebolla, el perejil y las pepitas de calabaza. Sazonar con sal, pimienta y el zumo de limón restante. Verter el yogur como una mancha por encima. Añadir el pan integral.

Tarde: Espaguetis al limón con calabacín

Ingredientes

1/2 limón con cáscara no tratada
200 g de calabacines pequeños
1 diente de ajo pequeño
Sal
2 cucharaditas de aceite de oliva
Pimienta negra recién molida
2 ramas de tomillo
3 cucharadas de caldo de verduras
40 g de espaguetis integrales
40 g de queso de oveja (feta)

1. Quitar la cáscara del limón con un pelador en tiras finas. Exprimir el zumo de limón.

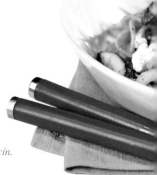

Espaguetis al limón con calabacín.

2. Lavar los calabacines, limpiarlos y cortar en tiras de 3-4 cm. Pelar el diente de ajo y cortar en dados pequeños.

3. Poner a ebullición en una olla agua salada con una cucharada de zumo de limón. Calentar el aceite en una sartén revestida, poner los calabacines, removerlos y dorar a fuego alto de dos a tres minutos. Rehogar con ello el ajo durante un rato. Especiar con sal, pimienta y las hojas de tomillo.

Añadir el caldo y el zumo de limón restante. Rehogar los calabacines con la sartén tapada 5 minutos.

4. Al mismo tiempo cocer la pasta en agua salada a fuego lento según instrucciones del paquete y añadir las cáscaras del limón cortadas en juliana antes de acabar la cocción a fuego lento.

5. Mojar la pasta, secar poco y poner en la sartén. Mezclar todo y salpimentar. Desmenuzar el queso de oveja y esparcir por encima.

Variante: Cortar en tiras finas cuatro olivas negras y para finalizar mezclar entre la pasta.

truco:

¿QUIERE MANTENER SU PESO?

Ningún problema: coma al menos $1/2$ kilo de verdura y dos piezas de fruta al día. La ensalada de fruta es un comienzo ideal para el día, y tiras de verduras con un dip del aperitivo máximo. Beba al menos tres litros de agua mineral y tés. Si bebe vino, siempre beba la cantidad doble de agua. Coma pescado de tres a cinco veces a la semana. Y si come carne, entonces que sea magra, y una porción de verduras tan grande unas tres veces. Los productos lácteos le proveen con la proteína Fatburner.

Disfrute de lo que tenga ganas. También la torta o un menú de cinco platos. Esto lo puede volver a equilibrar al día siguiente. El cuerpo sólo le toma a mal lo que hace los 365 días del año.

Y el consejo más importante: lea en cada producto guisado lo que pone en el paquete y reflexione si esto le hace bien a su cuerpo y alma.

Buscar, encontrar

Recetas de la A a la Z

Desayuno

Ensalada de fruta con sésamo
Fruta exótica con yogur de espino falso
Leche entera con naranja y pan negro de centeno
Muesli de fresas y almendras
Pan de aguacate y salmón
Pan de tomate
Panecillo de requesón a la pimienta
Requesón de papaya y coco
Tostada de queso fresco granulado con bayas

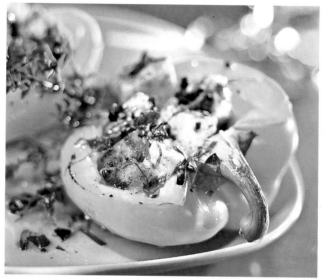

Aperitivos

Brochetas de tomate y mozzarella
Mango con cangrejo
Naranjas marinadas
Piña con carne atada
Verdura cruda con apio y sésamo
Verdura cruda con dip

Dulces para los niños

Galletas de Corinto
Queso fresco con albaricoques
Yogur con copos

Platos principales

Aguacate con relleno de atún
Brocheta de pescado con dip de cebollino

Carpaccio picante de rábano largo
Crépes a la mejicana
Chuleta de ternera con salsa de atún y apio
Ensalada de espárragos con pecorino
Ensalada de papaya con langostinos
Ensalada de pasta con mozzarella
Ensalada de verduras con salsa de queso y limón
Ensalada Fatburner
Ensalada roja de lentejas con jengibre
Ensalada tártara china de arroz
Espaguetis al limón con calabacines

Filete de bacalao con hinojo y tomates
Filete de pollo y cacahuete a la salsa de naranja
Filete de trucha con requesón de manzana y rábano
Fuente fría de pepinos y rabanitos
Olla de pescado con achicoria
Panecillo de verdura cruda
Patatas con piel cocidas con requesón de pesto
Penne con alcachofas y tomates
Pimiento relleno con queso de oveja
Risotto de hierbas con gambas
Rollitos de pavo y judías

Sartén china de verduras y pavo
Sartén de lentejas y espinacas
Tagliatelle de pimiento con calamares
Tofú de sésamo con tomates marinados
Tomate relleno de acelgas

Índice alfabético

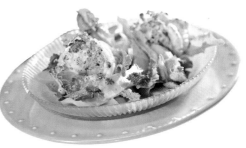

Advertencia importante

Las recomendaciones del libro presente fueron buscadas con esmero y han sido acreditadas en la práctica. Pero se pide a todos los lectores/as que decidan probar por ellos mismos hasta qué punto quieren llevar a la práctica las sugerencias de este libro. La autora y la editorial no se hacen cargo de ninguna responsabilidad por los resultados.

Sobre las autoras

Marion Grillparzer es diplomada en ecotropología y una periodista formada. Vive en Munich como periodista independiente y escribe desde hace muchos años para distintas revistas. Es autora de libros de otras ramas con temas de nutrición y salud.

Martina Kittler hizo de su pasión por la cocina su trabajo después de ecotropología y su estudio de deporte. Estuvo trabajando casi ocho años en la redacción de la revista alemana más grande sobre cocina. Desde 1991, escribe libros y artículos para revistas de forma libre con los puntos fuertes de nutrición moderna y saludable, y recetas sencillas para cada día.

Imágenes

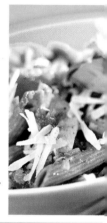

Producción: Studio R. Schmitz
Estilismo: Jason Montagne

Otras Fotos:
Mauritius – Benelux Press:
 Pág. 10;
Studio Eising (Martina Görlach):
 Titelbild
Banco de imágenes: Pág. 1; Pág. 4, 6 (David Raymer); 28 (R. B. Studio)

Créditos

Copyright © EDIMAT LIBROS, S. A.
C/ Primavera, 35
Polígono Industrial El Malvar
28500 Arganda del Rey
MADRID-ESPAÑA

Publicado originalmente con el título Fatburner Das Ernährungsprogramm.
© 2002 por Gräfe und Unzer Verlag GmbH, Munich
Derechos de propiedad intelectual de la traducción a español: 2002 © por Edimat Libros

Colección: Sentirse bien
Título: Eliminando grasas
Autor: Marion Grillparzer/Martina Kittler
Traducción realizada por: Traduccions Maremagnum MTM
Impreso por: COFÁS

ISBN: 84-9764-269-4
Depósito legal: M-8514-2005

IMPRESO EN ESPAÑA – PRINTED IN SPAIN